Dr Antonin BOLIO

DE LA FACULTÉ DE MÉDECINE DE PARIS

Grippe

et

Typhoïde

(ASSOCIATION CLINIQUE)

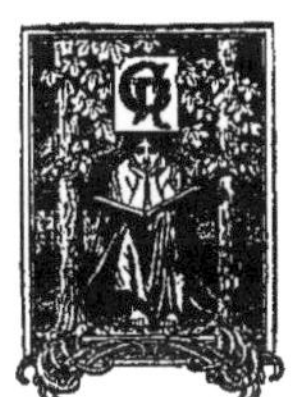

C. Naud, Éditeur

3, rue Racine, Paris

1904

DR ANTONIN BOLIO

DE LA FACULTÉ DE MÉDECINE DE PARIS

Grippe

et

Typhoïde

(ASSOCIATION CLINIQUE)

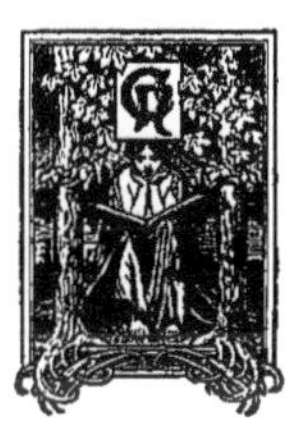

C. Naud, Éditeur

3, rue Racine, Paris

1904

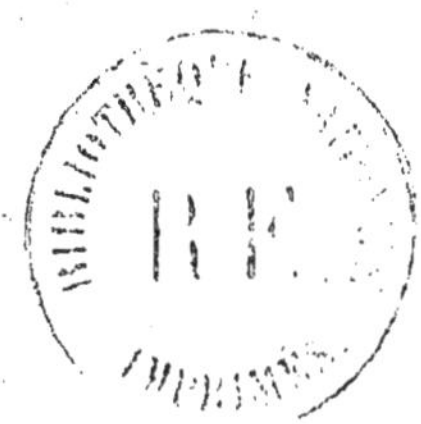

A MON PÈRE ET A MA MÈRE

Hommage de filiale affection.

A MES FRÈRES ET A MES PARENTS

A MES AMIS

INTRODUCTION

L'association de la fièvre typhoïde et de la grippe se
rencontre assez rarement en clinique et les anciens auteurs
ne semblent pas l'avoir remarquée.

Cependant Potain, en 1881 d'abord et ensuite au
moment de la grande épidémie d'influenza de 1889, avait
attiré l'attention des médecins sur cette association morbide, et en avait publié quelques observations.

Encore s'agissait-il plutôt d'une succession de deux
affections primitivement distinctes, plutôt que d'une infection double, évoluant simultanément chez un même
malade. Ces faits étaient d'ailleurs considérés à cette
époque comme exceptionnels. Plus récemment, Ménétrier en a rapporté une observation nouvelle, consignée
dans la thèse de Sabatier (1), où nous trouvons une
étude d'ensemble de cette question.

Ayant eu l'occasion d'en observer nous-même un cas
dans le service de Rendu où nous avons fait notre stage
hospitalier, nous avons pensé à reprendre cette étude, et
à en faire l'objet de notre thèse inaugurale.

On sait combien est difficile le diagnostic de la fièvre

---

(1) SABATIER. *Thèse*, Paris, 1899.

typhoïde lorsque cette affection présente une évolution irrégulière, s'accompagne de complications insolites et surtout lorsque le type clinique de la dothiénentérie se trouve modifié par une infection microbienne associée ou intercurrente. A plus forte raison est-il difficile de reconnaître la maladie lorsqu'elle prend à son début le masque d'une affection absolument différente.

On connaît déjà depuis longtemps un certain nombre de ces débuts anormaux, débuts par pneumonie, pleurésie, etc., qu'il n'entre pas dans notre sujet d'étudier ici.

Nous considérerons seulement les cas où la typhoïde se trouve associée à la grippe, soit qu'elle commence par cette dernière affection, soit qu'à un moment donné de son évolution elle s'en complique.

On conçoit l'intérêt qui s'attache à une pareille recherche au point de vue du diagnostic. Mais comme tout diagnostic doit nécessairement reposer sur l'étude comparative et raisonnée des symptômes autant que sur les renseignements fournis par les procédés de laboratoire, nous serons tout d'abord conduit à rechercher quel aspect clinique le bacille de Pfeiffer imprime à la typhoïde lorsqu'il s'associe à elle, quel facteur de gravité il peut apporter à cette redoutable pyréxie, enfin quelles modifications il convient d'apporter dans le traitement de cette association morbide.

Nous ferons naturellement précéder ce travail de quelques considérations étiologiques et pathogéniques relatives au processus infectieux que nous nous proposons d'étudier.

Mais auparavant qu'il nous soit permis de remercier ceux de nos maîtres qui nous ont témoigné leur sollicitude au cours de nos études médicales.

Nous regrettons, tout d'abord, de ne pouvoir adresser qu'un hommage à la mémoire de M. le P^r agrégé Rendu, qui fut notre premier maître ; mais, après lui, après M. le Dr Routier, chirurgien des hôpitaux, qui nous dirigea dans les premiers éléments de la pratique chirurgicale, il en est d'autres qui, par leurs conseils et par la sollicitude qu'ils nous ont toujours témoignée, ont droit à notre plus vive reconnaissance.

A M. le Dr Bazy, chirurgien des hôpitaux, nous tenons à apporter notre souvenir d'élève affectueux et reconnaissant. Nous n'oublierons jamais non plus avec quel dévouement, quelle affectueuse sympathie, M. le Dr Cunéo, professeur agrégé et chirurgien des hôpitaux, nous prodigua, pendant plusieurs années, ses conseils et ses leçons. Enfin, nos remerciements doivent aller jusqu'à M. le Pr Brouardel qui, en voulant bien accepter la présidence de cette thèse, nous a fait un honneur dont nous sommes heureux et fier !

CHAPITRE I

Notre intention n'est pas, dans ce chapitre, de présenter le tableau bien connu des conditions dans lesquelles la typhoïde et la grippe peuvent se développer ; noùs laisserons donc volontairement de côté l'étude des conditions telluriques favorables au développement du bacille d'Eberth, ainsi que l'influence manifeste de la contamination des eaux potables sur l'éclosion des épidémies typhiques. Nous n'insisterons pas davantage sur les influences saisonnières qui semblent avoir une action non douteuse sur l'éclosion de l'influenza.

Nous nous proposerons seulement de rechercher quelles conditions semblent plus particulièrement favorables au développement simultané des bacilles d'Eberth et de Pfeiffer et quelle influence il semble exercer sur leurs germinations réciproques.

En premier lieu, nous croyons devoir distinguer les formes grippales de la dothiénentérie, lesquelles correspondent à une forme clinique du début de la maladie dans laquelle le germe typhique est seul en jeu, de la forme typhoïde de l'influenza, d'une part, et de la double infection typhique et grippale, où les deux germes microbiens se rencontrent simultanément chez le même malade. Cette distinction est acceptée aujourd'hui par un grand nombre d'auteurs et nous aurons à y revenir plus loin.

Lorsque la typhoïde s'associe à l'infection grippale, la pathogénie de l'affection présente souvent une assez grande obscurité.

Dans certains cas cependant et ils sont les plus nombreux, l'évolution de la maladie semble tout à fait nette.

C'est la grippe qui ouvre la scène et souvent pendant plusieurs jours même, elle paraît constituer à elle seule tout le processus morbide ; mais, en réalité, cette période correspond à la période d'incubation du bacille d'Eberth dans l'intestin et si, cliniquement, le malade est un grippé, bactériologiquement il n'est pas douteux qu'il ne soit déjà un typhique.

On sait, en effet, combien longue est d'ordinaire l'incubation du bacille d'Eberth. On sait qu'elle peut atteindre plusieurs semaines, alors qu'au contraire l'incubation du germe grippal est courte, ne semble pas dépasser quelques jours, et, en certains cas même, quelques heures. Aussi lorsque nous voyons les symptômes typhiques se montrer douze, quinze et vingt jours après le début d'une grippe typique, ainsi que nous le constatons dans les observations de Potain (1), il est permis de se demander si, en dépit de l'apparence clinique, le bacille d'Eberth ne préexistait pas à l'infection par le bacille de Pfeiffer. Ce

---

(1) Potain. *Bulletin de la Soc. méd. des hôp.*, 1881 et 1889.

n'est que dans les cas assez exceptionnels où la typhoïde
se déclare longtemps après une grippe, que l'on peut attri-
buer au bacille de Pfeiffer le rôle initial dans l'évolution
successive des accidents.

Notons, tout de suite, que dans cette dernière hypothèse, où la fièvre typhoïde succède à l'influenza, différents
facteurs pathogéniques doivent entrer en ligne de compte
pour favoriser l'éclosion des germes typhiques. En effet,
on sait d'abord combien la grippe s'accompagne de dépression nerveuse et souvent laisse après elle une courbature longue à disparaître, ainsi qu'un état anémique
souvent très marqué. Cette dépression nerveuse post-
grippale, étudiée dans la thèse de Mancel (1), est surtout
marquée dans les formes nettement nerveuses de l'influenza, mais elle ne leur est pas exclusive. Chaque fois,
en effet, que la grippe est de quelque intensité, elle s'accompagne, d'après cet auteur, d'une action dépressive
plus ou moins marquée sur le système nerveux. Cette
action hypotonique se prolonge bien au delà des accidents
aigus, atteint plus spécialement les sujets dont l'hérédité
nerveuse est chargée, ou encore ceux qui, par une lésion
organique antérieure du foie, du rein, de l'estomac, ou
de tout autre viscère, se trouvent, par ce fait même, en
état d'infériorité fonctionnelle ou prédisposés à ressentir
les effets des toxines de la grippe, pure ou associée, sur
leurs centres nerveux. Ces formes de grippe s'accompagnent d'une convalescence très longue, et l'on conçoit

____

(1) MANCEL. *Thèse*, Paris, 1902.

que de tels malades soient plus susceptibles, que tout autre, de contracter une affection éberthienne.

Mais c'est là, avons-nous dit, un cas exceptionnel et dans l'immense majorité des cas, ou bien les deux infections grippale et éberthienne sont simultanées, ou bien l'infection typhique est la première en date et la grippe survient dans la période d'incubation de la typhoïde.

Nous ne parlons pas des cas plus théoriques que réels où une grippe surviendrait chez un typhique pendant l'évolution aiguë de ses accidents, c'est-à-dire dans la période d'état. Si de tels faits se produisent, ils sont dans tous les cas impossibles à déceler et il n'est pas possible d'en tenir compte au point de vue clinique.

Quand les deux infections sont simultanées ou coexistent dans la période d'incubation, on doit se demander si ces deux germes ne réagissent pas l'un sur l'autre, si l'un des deux ne voit pas sa virulence exaltée du fait de la modification du milieu dans lequel il se trouve.

Bien que les observations de cette double intoxication ne soient pas encore très nombreuses, il semble cependant résulter des études faites sur ce sujet que précisément le bacille de la grippe paraît favoriser le développement du bacille d'Eberth. Telle est du moins l'opinion qui a prévalu depuis les travaux de Potain, Ménétrier, Siredey, Widal, Le Gendre, etc.

Il paraît donc acquis maintenant que le bacille de Pfeiffer joue, vis-à-vis du bacille d'Eberth, le rôle d'un microbe favorisant.

Mais on sait, d'autre part, que dans la grippe, le bacille de Pfeiffer, pour spécifique qu'il soit, est bien rarement isolé. Aussi est-il bien difficile de préciser le rôle que peuvent jouer, à côté de lui, les germes d'infection secondaire qui l'accompagnent et il n'est pas impossible que ces germes, eux aussi, puissent jouer un certain rôle dans la pullulation du bacille typhique et mériter également, à un certain degré, tout au moins, le nom de germes favorisants.

Le fait est bien connu pour le bacille de Nicolaier, pour lequel, ainsi qu'on le sait, toutes les espèces microbiennes pyogènes constituent autant d'espèces microbiennes favorables à son développement. Il est fort difficile de préciser davantage.

Les recherches de laboratoire semblent justifier cette idée, d'une action favorisante directe, du germe de la grippe, sur celui de la typhoïde, et il ne semble pas que le développement du bacille d'Eberth soit favorisé seulement par la diminution de résistance, que l'on observe chez tous les sujets atteints d'une grippe de quelque intensité.

Il n'est pas impossible, toutefois, que ces différents éléments de pathogénie s'ajoutent, et l'on conçoit fort bien que la dépression nerveuse de la grippe, le trouble apporté dans la nutrition générale par cette maladie, la moindre résistance des leucocytes, puissent être des conditions adjuvantes de l'action favorisante microbienne dont nous avons parlé. Telles sont les conditions pathogéniques générales qui président au développement simultané des deux maladies qui nous occupent.

Les causes étiologiques, en dehors du développement des germes, sont banales, et nous n'y insisterons pas. La typhoïde peut se développer, dans le cours d'une épidémie de grippe, chez des malades de tous les âges, et aussi bien chez des enfants, que chez des adultes (Rendu) et toutes les causes de débilité sont à invoquer, comme pour l'étiologie des deux affections, séparément.

Nous allons voir maintenant comment cette double infection se manifeste en clinique.

CHAPITRE II

Nous avons dit précédemment que les cas, d'ailleurs exceptionnels, où une poussée de grippe surviendrait dans le cours de la période d'état d'une dothiénentérie, ne sont pas cliniquement appréciables. On les confondra toujours, en effet, avec les symptômes de la maladie en évolution, ou encore avec une complication.

Nous n'envisagerons donc pas cette hypothèse.

Nous éliminerons, également, les cas de grippe qui peuvent survenir dans la convalescence de la typhoïde. Ou bien ils ne différeront pas sensiblement de la grippe isolée et retarderont seulement le rétablissement complet du malade, ou bien s'ils se localisent à l'appareil broncho-pulmonaire par exemple, on prendra souvent ces manifestations grippales pour des complications tardives de la typhoïde ou pour des séquelles de cette maladie. On pourra de même confondre la forme nerveuse avec la fièvre de la convalescence ou encore avec une rechute de la maladie primitive. Nous n'insisterons donc pas sur ces cas exceptionnels, et un peu à côté de notre sujet, et nous nous limiterons à l'étude clinique de l'infection mixte, typho-grippale.

Un premier point qui résulte des observations est que la grippe semble prolonger la période d'incubation de la fièvre typhoïde. Dans tous les cas, en effet, les prodromes se sont manifestés, pendant une période assez longue, et l'on note souvent l'existence d'un malaise accompagné de courbature, de céphalalgie, de poussées fébriles, malaises qui, par leur début brusque en général, se distinguent des prodromes classiques, de la dothiénentérie et appartiennent à une affection grippale, à forme subaiguë ou prolongée. Dans d'autres cas, une période de malaise, mal défini, précède une explosion aiguë de symptômes d'ordre-grippal et la typhoïde ne fait son apparition que beaucoup plus tard. Dans ces cas, la fièvre atteint d'emblée 39° ou 40° et elle reste élevée, pendant toute la durée de la maladie.

La durée de la période grippale, qui précède la période typhique, est donc en général assez longue, elle est de plus de huit jours, dans le cas qui nous est personnel (V). Dans les observations de Potain(1) cette période a été de douze à vingt jours en moyenne. Elle fut de quatorze jours, dans une observation de M. Ménétrier, de douze jours dans un cas rapporté par Potter(2).

Le début de cette période grippale est habituellement aigu et brusque; la fièvre est élevée, la céphalée intense, la rachialgie et les douleurs musculaires habituellement vives, l'infection bronchique ne fait pas défaut. Et cependant, les symptômes abdominaux, l'insomnie ne se ren-

---

(1) Potain. *Société méd. des hôp.*, 1er juin 1900.
(2) Potter. *Brit. méd. Journal*, 9 novembre 1901.

contrent pas, avec la netteté avec laquelle on l'observe
dans la dothiénentérie à son début. La réaction de Widal
est négative ; même après le huitième jour, on a noté parfois de l'angine, du coryza qui, en l'absence de toutes
manifestations typhiques, forment le tableau complet de
la grippe. La fièvre est quelquefois intermittente au début
ou rémittente, mais elle ne prend pas la marche progressivement ascendante, qu'elle affecte dans la typhoïde normale.

Après un temps variable, et généralement long, le
tableau clinique change rapidement d'aspect et en quelques heures, souvent, les symptômes cardinaux de l'état
typhique apparaissent.

La juxtaposition des deux infections ne change pas
d'habitude notablement les caractères de ces grands signes
de la typhoïde, il arrive pourtant, dans ces cas, que la
fièvre atteigne une élévation insolite qui a atteint 41°,6
dans une de nos observations. De même les manifestations pulmonaires, de quelque intensité, ne sont pas rares,
dans ces formes secondaires ; toutefois, cette règle n'est
pas absolue et il existe des cas où les signes abdominaux,
le météorisme, la diarrhée, sont prédominants.

La rate n'est pas toujours plus hypertrophiée que
dans une typhoïde simple et les signes cardiaques et
nerveux ne subissent pas, du fait de l'infection grippale,
de notables modifications.

Il nous a paru, d'après les cas que nous avons observés personnellement, que la grippe favorisait l'éclosion de
typhoïdes hyperthermiques et hypertoxiques. Dans une
de nos observations, nous avons noté des phénomènes de

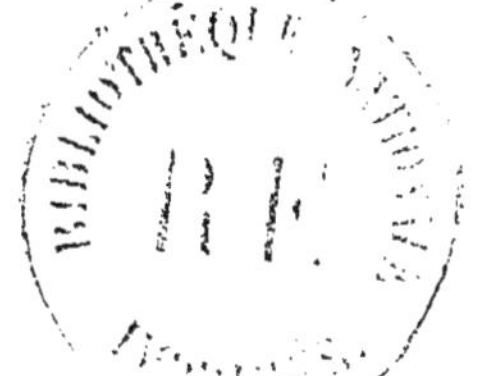

collapsus cardiaque ; dans une autre, la typhoïde s'est compliquée d'accidents nerveux, qui ont tenu longtemps le diagnostic en suspens.

Mais nous avons hâte d'ajouter que cette opinion basée sur un nombre très restreint d'observations n'est pas partagée par plusieurs de nos maîtres. Dans la communication de Potain, à la Société médicale des Hôpitaux (1er juin 1900) à laquelle nous avons déjà fait allusion, cet auteur considère que la fièvre typhoïde, qui évolue après la grippe est généralement bénigne. De même, les malades de Ménétrier, Rendu et Widal n'ont présenté que des typhoïdes légères ou d'intensité moyenne et ont guéri. Un cas mortel, observé par M. Siredey en 1882, se rapportait à un malade antérieurement albuminurique. Nous saurons plus loin ce qu'il y a à penser de tous ces faits, au point de vue du pronostic. Nous réservons également l'étude de la diazo-réaction d'Ehrlich, ainsi que celle de la réaction de Widal, qui feront partie du chapitre suivant.

Ajoutons seulement que la convalescence de ces formes atténuées est particulièrement longue et que ces formes nous ont paru, plus que toute autre, exposées aux complications broncho-pulmonaires, nerveuses, articulaires et osseuses de la dothiénentérie.

En résumé, et si l'on veut bien excepter les formes légères atténuées de l'infection typho-grippale, il nous a paru que cette association morbide présentait comme caractères cliniques habituels une incubation de longue durée, un début brusque, grippal d'abord, typhique ensuite avec prédominance, dans la période d'état, des phénomènes hyperthermiques et toxiques.

CHAPITRE III

L'infection mixte typho-grippale est d'un diagnostic toujours extrêmement délicat et parfois même impossible. D'après l'évolution clinique, il semblerait que les premiers symptômes dussent faire penser à une attaque grippale, à l'exclusion de l'infection typhique, et en fait, c'est bien ainsi que les choses se passent ; d'ordinaire, presque toujours la typhoïde est seulement en incubation à cette période, et son diagnostic impossible.

Dans d'autres cas, on pensera à une fièvre typhoïde véritable alors qu'il ne s'agira que d'une grippe à évolution anormale.

La première question qui se pose consiste donc à différencier l'infection mixte, qui nous occupe, d'une grippe pseudo-typhoïde d'une part, d'une dothiénentérie pseudo-grippale de l'autre.

Voyons donc sur quels éléments cliniques un pareil diagnostic différentiel sera possible.

La forme typhoïde de l'influenza a été décrite par Maragliano et Strümpell ; elle est de date relativement récente et a fait l'objet d'une étude de Gasparini qui peut se résumer ainsi (1).

« L'invasion de la maladie progressive dans la typhoïde est brusque dans l'influenza, avec une période prodromique, au plus d'un à deux jours. L'élévation de la température est rapide dans la grippe. Elle monte à 40° en 24 à 30 heures. La fièvre y est subcontinue les premiers jours, généralement pendant cinq jours, puis largement rémittente ; d'ordinaire la défervescence se fait par crise. On voit donc que la couche thermique diffère de celle de la fièvre typhoïde, qui est rémittente, continue, puis de nouveau rémittente. La durée plus courte dans l'influenza est seulement de deux semaines, au lieu de 22 à 23 jours. Au début de la maladie, et quelquefois aussi ensuite, dans la grippe, il y a les frissons, qui sont plus rares dans la fièvre typhoïde. L'invasion de l'influenza s'accompagne de coryza, épiphora, photophobie. La rate peut être grosse dans les deux cas. La douleur oculaire est caractéristique de la grippe. Les sueurs y sont abondantes ; au contraire, elles sont rares dans la fièvre typhoïde, et même Maragliano met en doute l'existence de la forme sudorale de Jaccoud. »

On voit, par ce qui précède, que ces cas de grippe à forme typhoïde sont parfois d'un diagnostic très malaisé. Ce diagnostic sera encore plus difficile dans les cas, heureusement exceptionnels, où la grippe s'accompagne d'une

---

(1) Gasparini. *Gazett. med. Lombarda*, 16 mai 1898, in *Revue gén. de path. intern.*, 20 juin 1898.

éruption de taches rosées lenticulaires, ainsi que Monié (1),
entre autres, en a rapporté une observation.

Ce n'est dans ces cas, que par des procédés de laboratoire dont nous allons nous occuper plus loin, que le
diagnostic pourra être posé.

Inversement, une fièvre typhoïde, sans association
microbienne, pourrait quelquefois simuler à son début une
attaque de grippe franche de façon si parfaite, que le diagnostic clinique soit à peu près impossible. Ces typhoïdes
à évolution très anormale pourraient évoluer sans symptômes intestinaux et sans taches rosées (Bessière)(2).

D'après ce même auteur, cette absence de symptômes
intestinaux pourrait coïncider avec des lésions intestinales
manifestes et ces formes surprenantes se manifesteraient
cliniquement par tous les signes de la grippe vulgaire
avec exagération des troubles gastriques et des vomissements.

Mais outre leur extrême rareté, ces cas sont encore
discutables, de par la discordance des signes cliniques et
anatomiques, autant que par la difficulté presque insur-
montable du diagnostic.

On pourra, d'après cela, chercher à discerner une véritable infection mixte typho-grippale, des deux affections
séparées et anormales, dont nous venons de nous occuper.

Nous ajouterons une fois de plus que ces diagnostics
différentiels se présenteront fort rarement dans la pratique et c'est principalement au début de l'infection mixte,

---

(1) Monié. *Bulletin méd.*, 20 février 1901.
(2) Bessière. *Thèse*, Paris, 1899.

et avec la grippe simple, que l'infection éberthienne et grippale devra être discernée. Ce diagnostic reposera d'une part sur la clinique, d'autre part sur l'ensemble des signes fournis par l'histologie et la bactériologie.

Donc, en pratique, nous sommes conduit à considérer comme le principal diagnostic différentiel celui qui consiste à distinguer le début d'une dothiénentérie d'une attaque de grippe vulgaire et des infections qui la simulent. Tout d'abord, nous distinguerons, de la typhoïde véritable, un groupe de maladies infectieuses décrites récemment sous le nom d'infection para-typhoïde. Cette maladie a été étudiée par de nombreux auteurs, qui se sont attachés, les uns à en préciser les caractères cliniques, les autres à en étudier l'agent pathogène.

Brill (1), sous le nom de fièvre para-typhoïde, en décrit les caractères principaux.

Les symptômes sont de deux ordres : les uns sont des symptômes de toxémie intéressant le système nerveux, les autres sont des signes gastro-intestinaux consistant en vomissements, diarrhée, etc.

Tel est, du moins en résumé, le tableau complet de l'affection, qui se trouve d'ailleurs assez rarement réalisé. Le plus souvent, en effet, les symptômes prédominent soit sur le système nerveux, soit sur le tube gastro-intestinal, d'où les deux formes cliniques principales, que nombre d'auteurs s'accordent à reconnaître à cette maladie.

L'agent microbien qui est en cause est encore assez

______

(1) Brill. *Méd. Record*, 29 novembre 1902.

mal classé. Les uns le comparent à des variétés microbiennes proches parentes du bacille d'Eberth quoique
distinctes de ce dernier, les autres le mettent dans le
groupe des para-colibacilles ; d'autres enfin, parmi lesquels Achard et Bensaude, Schottmüller, Meltzer, en
font une variété à part qu'ils désignent sous le nom de
bacille para-typhoïde. D'après Brill, il s'agit dans tous
les cas d'un bacille intermédiaire entre le bacille typhique
et le coli.

Il est mobile comme le bacille d'Eberth, mais s'en
différencie par sa réaction sur le lait dans lequel il produit
une réaction alcaline en présence de l'air sans coagula-
tion. Ces bacilles para-typhoïdes ont encore comme caractères biologiques importants de faire fermenter la glycose
avec production de gaz et de ne pas produire de fermen-
tation sur la lactose. Ils ne donnent pas non plus la réaction
de l'indol. Naturellement la réaction de Widal est négative ; ils n'ont pas d'action sur le sérum typhique.

On voit, d'après ce qui précède, que cette infection
para-typhoïde pourra suivant les cas, tout au moins à son
début, simuler tantôt une grippe à forme nerveuse, tantôt
une grippe à forme gastro-intestinale.

Dans les cas cliniques bien caractérisés, le diagnostic
différentiel sera possible.

Les signes initiaux d'une grippe nerveuse accusent
en général un début infiniment plus bruyant ; ils com-
prendront d'ordinaire une fièvre d'emblée plus élevée que
dans l'infection para-typhoïde, une céphalalgie plus vive,
des frissons plus marqués avec une courbature précoce et
tous les autres signes d'une infection à marche rapide et

à début solennel. Dans la forme gastro-intestinale, la grippe se manifestera d'ordinaire par des vomissements répétés et des troubles intestinaux diffus, sans localisation de la douleur à la fosse iliaque droite et habituellement sans météorisme. L'insomnie du début fera également défaut d'ordinaire dans l'infection grippale.

Ces signes sont de règle au contraire dans l'infection para-typhoïde. Celle-ci se rapproche considérablement de la typhoïde véritable dans certains cas, mais on pourra toujours différencier au moyen de la réaction de Widal, et d'ailleurs nous ne pouvions pas, sans sortir de notre sujet, étudier plus complètement la fièvre para-typhoïde et en analyser les éléments de diagnostic différentiel avec les infections éberthiennes. Nous ajouterons seulement que certaines infections para-typhoïdes rapportées par Ascoli (1) ont présenté un début très anormal pouvant faire penser à un laryngo-typhus.

Cependant, dans ces cas, il n'y avait ni céphalée, ni troubles sensitifs, il n'y avait pas de diarrhée, pas de météorisme, pas de taches rosées, pas de dicrotisme.

La diazo-réaction était négative, ainsi que le séro-diagnostic.

On comprend combien le diagnostic de pareils faits est difficile. Il en est de même de certains cas de fièvre para-typhoïde rapportés par Meltzer (2) et dans lesquels la maladie avait pris l'allure de la fièvre typhoïde sans réaction de Widal. Les symptômes dans ces cas suivis de

---

(1) Ascoli. *Clin. méd. ital.*, 1902.
(2) Meltzer. *New-York méd. Journal*, 25 janvier 1902.

guérison étaient si semblables à ceux de la dothiénentérie que cet auteur a pu se demander s'il ne s'agissait pas d'infection éberthienne secondaire à des infections par le bacille para-typhoïde.

D'ailleurs, dans nombre de cas, les infections para-typhoïdes et typhoïdes véritables sont si rapprochées en clinique que nous pouvons chercher à en établir simultanément le diagnostic différentiel avec la grippe à son début.

C'est, nous l'avons dit, un problème clinique qui se pose le plus communément et dont nous devons maintenant nous occuper.

Ce diagnostic différentiel se fera, d'une part, au moyen de l'analyse des signes cliniques, d'autre part, au moyen de procédés d'investigations que de récents travaux de laboratoire ont fait connaître. Les signes cliniques du début sont d'ailleurs eux-mêmes essentiellement variables, suivant les cas. Aucun d'eux pris isolément n'est pathognomonique et c'est bien plus de l'ensemble de ces signes que de chacun d'eux en particulier qu'il conviendra de tenir compte dans la pratique.

Cependant, dans les cas nettement caractérisés, il est habituellement possible de tirer de l'étude attentive du malade une série de renseignements qui conduisent, dès le premier jour, à une présomption sérieuse, sinon à la certitude du diagnostic.

Nous ne passerons pas en revue ici tous les signes d'une dothiénentérie dans le premier septénaire et il n'entre pas non plus dans notre sujet d'en examiner un à un la valeur séméiologique.

Parmi ces signes, en effet, lorsque la typhoïde est à marche régulière, il en est qui ne sauraient à aucun degré être mis sur le compte de la grippe, tels, par exemple, l'hyperesthésie musculaire à la pression qui, à la vérité, n'a que de bien lointains rapports avec la myalgie grippale.

De même, l'insomnie du début, le météorisme quelquefois marqué dès les premiers jours, sont des signes qui, avec la diarrhée, l'état de la rate, la continuité et la marche ascendante de la courbe thermique appartiennent en propre à la typhoïde.

Mais dans les cas habituels, le diagnostic, dans cette première période, se fera principalement par la marche clinique des accidents et, sans y insister, car c'est une notion absolument classique, nous rappellerons seulement ici combien le début brusque, avec température élevée initiale, céphalalgie violente, frissons répétés, est différent du début habituellement progressif de la typhoïde.

La douleur à la pression dans la fosse iliaque droite et le gargouillement à ce niveau sont également des signes propres à la dothiénentérie. Le facies du malade sera pris également en considération, bien qu'il n'existe pas à proprement parler de différences essentielles entre le facies typhique du début, souvent bien marqué, et le facies grippé.

Nous savons, d'autre part, que les typhoïdes, à début brusque, ne sont pas exceptionnelles et que la loi de Wunderlich est souvent en défaut.

L'hypertrophie splénique ne se manifeste guère, d'ailleurs, dans les premiers stades de la typhoïde, et l'on sait, d'autre part, que ce signe n'a pas une valeur pathognomonique. Cette hypertrophie se montre, en effet, à des degrés variables, dans tous les états infectieux, et certaines grippes se comportent à cet égard comme des toxémies.

L'état du pouls prendrait plus de valeur. Il est d'habitude plus rapide et plus modifié dans la typhoïde que dans la grippe. Encore devons-nous noter de nombreuses exceptions à cet égard.

La céphalalgie de la grippe paraîtra souvent plus diffuse, moins nettement localisée à la région frontale que celle de la typhoïde et son intensité dans le premier cas sera souvent moins marquée; mais ce sont là, il faut le reconnaître, des différences de détail.

La laryngo-trachéite appartiendra en propre à la grippe. Elle devrait être considérée comme une complication, si on la voyait apparaître au début d'une typhoïde, mais il n'en est pas de même de l'angine qui est loin d'être rare au début de la dothiénentérie.

Les symptômes broncho-pulmonaires constituent, dans la première semaine, un bon signe de diagnostic : ils apparaissent d'emblée dans la grippe et ne sont guère marqués avant le second septénaire dans la typhoïde. Mais ils sont peu prononcés et même font défaut dans certaines grippes purement nerveuses ou gastro-intestinales.

Dans ces dernières, le diagnostic, avec la typhoïde, pourra être extrêmement délicat et l'on devra se reporter surtout, pour décider, à la marche des accidents. Les vomissements sont plus marqués, l'intolérance gastrique est plus manifeste dans la grippe ; les signes sont plutôt

abdominaux dans la typhoïde. La diarrhée dans la grippe
est sans caractères ; elle est, au contraire, ocre jaune et
prend une fétidité toute spéciale dans la typhoïde. Mais
ce sont là malheureusement plutôt des signes de la période
d'état.

Comme on le voit, même quand l'évolution des deux
maladies est régulière, la confusion est possible dans les
premiers jours. A plus forte raison sera-t-on embarrassé
lorsqu'on sera en présence d'une affection mixte. On peut
affirmer que dans la majorité des cas, c'est le diagnostic
de grippe infectieuse qui s'impose tout d'abord. Puis, peu
à peu, l'allure clinique se modifie. La fièvre élevée, dès le
début, ne subit que quelques rémissions passagères et
n'est pas modifiée par les antithermiques habituels. La
céphalée persiste, l'insomnie résiste, même à la morphine
jusqu'au jour où quelques symptômes révélateurs obligent
à porter le diagnostic de typhoïde.

Il ne s'agit plus, en pareil cas, d'un diagnostic différentiel à proprement parler, mais bien d'une double infection. Dans les cas douteux, outre les moyens de diagnostic, dont nous parlerons plus loin, l'évolution ultérieure
de la maladie pourrait lever tous les doutes. En règle générale, en effet, la typhoïde est régulière et cyclique, celle
de la grippe habituellement beaucoup plus courte, capri-
cieuse, sujette aux rechutes et irrégulière.

Nous ne nous étendrons pas sur les cas où la typhoïde
est irrégulière, car alors l'étude clinique serait bien souvent impuissante à la caractériser. C'est ainsi que certains
cas, assez rares d'ailleurs, se caractérisent par l'absence
de phénomènes intestinaux, témoins ceux rapportés par

Blumenthal (1) et Le Gendre (2). Ces cas pensent prêter facilement à confusion.

Il en est de même de certains cas de grippe qui s'accompagnent d'exanthèmes et qui ont été étudiés, en particulier, par Garrisson (3). Dans ces cas, la température était peu élevée, le pouls seulement entre 80 et 90. L'éruption prit l'aspect de rubéole de scarlatine. Très polymorphe, elle prit quelquefois l'aspect vésiculo-papuleux.

Ces éruptions seraient difficilement confondues avec les taches rosées de la typhoïde. Même lorsqu'il s'agit d'une éruption maculeuse, leur transformation rapide, leur association aux autres signes de la grippe permettront de les rapporter à leur véritable cause.

En résumé, les formes nerveuses ou gastro-intestinales de la grippe pourront quelquefois prêter à confusion avec une fièvre typhoïde au début et on ne pourra distinguer souvent que par l'analyse attentive des signes cliniques et par leur évolution. Cette distinction, toujours difficile dans les formes régulières, deviendra presque impossible dans les formes anormales ou compliquées.

Dans ces formes il deviendra nécessaire de faire reposer le diagnostic sur les recherches de laboratoire dont nous devons maintenant nous occuper.

---

(1) Blumenthal. *Deut. med. Woch.*, 28 août 1902.
(2) Le Gendre. *Soc. méd. des hôp.*, 6 décembre 1901.
(3) Garrisson. *Journ. of American med. Assoc.*, 12 mars 1900.

CHAPITRE IV

DIAGNOSTIC *(Suite)*

Nous examinerons, dans ce chapitre, les différentes recherches de laboratoire qui permettent au clinicien de confirmer le diagnostic différentiel de la typhoïde et de la grippe.

Les principales de ces recherches sont les suivantes :

L'examen des urines.

La diazo-réaction d'Ehrlich.

La recherche du bacille d'Eberth.

La réaction de Widal.

L'étude de la fibrine.

La recherche de la leucocytose.

Nous les examinerons successivement.

I. Examen des urines.

Cet examen est le plus simple de tous les procédés de recherches et son importance est considérable. L'albuminurie, on le sait, se rencontre dans toutes les maladies aiguës fébriles. On peut l'observer aussi bien dans la grippe que dans la fièvre typhoïde.

Toutefois la présence de l'albumine dans l'urine témoignant d'une intoxication profonde de l'organisme, on la rencontrera bien plus souvent dans une infection éberthienne que dans la grippe simple où elle fait souvent défaut. Ce n'est donc là qu'un symptôme différentiel accessoire. L'existence d'indicanurie est un signe encore moins probant que l'on peut rencontrer dans tous les états infectieux du tube digestif. Une indigestion banale peut suffire pour le faire apparaître. Cependant d'après Motta-Coco (1) et quelques autres auteurs, l'indicanurie ne fait presque jamais défaut dans la fièvre typhoïde, mais elle ne se manifesterait pas au début et aurait son maximum pendant la convalescence.

Au contraire on trouverait de l'indican dans les urines dès les premiers jours de la grippe surtout quand elle prend la forme gastro-intestinale.

La toxicité urinaire n'augmente guère dans la typhoïde qu'au début de la convalescence, au moment de la crise uro-toxique. Dans la grippe également, ou bien cette toxicité est peu modifiée ou bien elle est augmentée à la fin de la période fébrile.

Nous ne trouvons donc dans tout ce qui précède que des signes de présomption.

Il en est de même du syndrome urologique de M. Robin (2) qui est le suivant :

1° Coloration bouillon de bœuf avec reflets verdâtres de l'urine ;

____

(1) Motta-Coco. *Gaz. med. di Torino*, 1899, nos 10 et 11.

(2) Robin. Urodiagnostic de la fièvre typhoïde. *Bulletin méd.*, 13 octobre 1892.

2° Albuminurie modérée, constante pour M. Robin ;

3° Disparition de l'urohématine ;

4° Persistance ou augmentation de l'acide urique ;

5° Présence de l'indican ;

6° Absence d'uro-érythrine ;

7° Diminution des phosphates terreux.

Malheureusement, d'après M. Robin lui-même, ce syndrome n'est pas constant et ne saurait compter que pour un signe de probabilité à joindre aux autres.

2. Diazo-réaction d'Ehrlich.

La diazo-réaction découverte par Ehrlich et employée depuis 1882 comme moyen de diagnostic de la typhoïde repose sur la coloration que prend l'urine des malades en présence du sulfo-diazobenzol.

On l'obtient de la façon suivante :

On prépare d'abord deux solutions ; la première constituée par :

Eau distillée.	1 000 grammes.
Acide chlorhydrique.	50 —
Acide sulfanilique.	q. s. pour saturer.

Et la seconde :

Eau distillée.	100 grammes.
Nitrite de soude.	50 centigrammes.

On prend 250 grammes de la première solution, on y ajoute 5 centimètres cubes de la deuxième et on mélange avec une quantité égale d'urine. On alcalinise par l'ammoniaque, on agite et quand la réaction est positive, le mélange prend une coloration rose ou rouge.

Cette réaction, d'après Chantemesse, est constante dans la typhoïde et se manifesterait dès le premier septénaire. Tous les auteurs qui ont étudié cette question insistent sur la précocité de la réaction d'Ehrlich.

Barber (1) déclare qu'elle apparaît d'habitude plusieurs jours avant la séro-réaction.

Benoît et Rouslacroix (2) étudiant la diazo-réaction sur un grand nombre de cas ont vu que sa marche était irrégulière et que l'élimination de la matière chromogène se faisait d'habitude en plusieurs temps.

Au début cette réaction leur apparut positive du troisième au dixième jour environ. Elle précède, d'après ces auteurs, la réaction agglutinante, d'environ dix jours.

C'est donc un signe de grande valeur pour le diagnostic précoce de la fièvre typhoïde, et sa recherche pourra rendre des services ; malheureusement, elle n'est pas non plus spécifique et on l'a rencontrée dans un grand nombre d'infections. Cependant elle fait défaut dans l'embarras gastrique fébrile et aussi dans la grippe. Sans être pathognomonique de la typhoïde elle est beaucoup plus fréquente dans cette maladie et constitue, par suite, un signe de probabilité dont la valeur est incontestable.

3. Recherche du bacille d'Eberth dans le sang et les selles.

Cette investigation sera toujours délicate et néces-

---

(1) Barber. *New-York méd. Journal*, 1898.
(2) Benoit et Rouslacroix. *Marseille méd.*, 15 septembre 1902.

sitera pour donner des résultats probants une expérience bactériologique qui rendra son application difficile dans la pratique.

Aussi nous n'y insisterons pas longuement et nous rappellerons seulement les moyens de recherche du bacille qui sont susceptibles de donner les résultats les plus favorables.

Dans le milieu sanguin, la recherche du bacille d'Eberth sera toujours très difficile. On sait que nombre de maladies infectieuses, dont l'agent pathogène est bien connu, se diffusent par la voie sanguine. Mais on connaît malgré cela la difficulté habituelle que l'on éprouve à déceler dans le sang en circulation les microbes de ces maladies. En ce qui concerne le bacille d'Eberth, il semble acquis qu'il séjourne relativement peu de temps dans la circulation et qu'il ne tarde pas à se fixer sur les organes lymphoïdes et en particulier sur les plaques de Payer de l'intestin et sur les ganglions mésentériques. Aussi l'on s'explique par là la rareté des résultats obtenus.

Erlinger, Kühnan n'ont obtenu de résultats positifs que dans le dixième des examens environ, et encore avaient-ils pris soin de recueillir le sang par ponctions veineuses.

Ces méthodes ne sont donc pas utilisables couramment dans la pratique.

Le meilleur procédé pour obtenir des résultats consisterait à ponctionner la rate et à ensemencer le sang sur un milieu convenable. Pour le bacille d'Eberth les cultures liquides en bouillon et même sur gélose conviennent parfaitement. On obtient ainsi après 24 à 48 heures un bacille court, trapu, très mobile, car il est cilié et qui ne prend pas le Gram. Il ne liquéfie pas la gélatine et peut se distinguer du colibacille par culture sur le lait où contrairement au coli il ne coagule pas.

Il existe encore d'autres distinctions biologiques sur lesquelles nous n'avons pas à insister ici.

D'ailleurs la différenciation avec le colibacille est quelquefois délicate.

Lorsque l'on hésitera avec la grippe, la recherche du bacille dans le sang sera un signe de certitude en cas de résultats positifs ; mais en cas de résultat négatif on restera dans le doute.

La recherche du bacille typhique dans l'intestin, où il pullule, semble à priori plus aisée; malheureusement il n'en est rien. En effet, le bacille d'Eberth s'y rencontre toujours associé au colibacille et à de très nombreuses espèces microbiennes.

Cette flore intestinale rend sa recherche très malaisée et il serait tout à fait impossible de le reconnaître par examen direct sur lamelles. Le seul procédé convenable consiste à ensemencer sur un milieu particulier, choisi de façon que le bacille d'Eberth puisse y pulluler, alors que les autres espèces microbiennes n'y poussent pas ; ainsi on a proposé la gélatine phéniquée (Chantemesse et Widal), la gélatine iodurée (Elsner), etc.

On voit combien cette recherche est délicate et combien son application sera restreinte.

4. Séro-diagnostic de Widal.

Ce procédé d'investigation est certainement celui qui

donne les meilleurs résultats. Sans l'étudier dans tous ses détails ainsi que beaucoup d'auteurs l'ont fait avant nous, nous rappellerons que dans les cas douteux, il prend une importance considérable, qu'il est devenu d'un usage courant dans les laboratoires, et qu'il n'est plus permis aujourd'hui de négliger ce précieux élément de diagnostic.

Dans tous les cas où on hésitera entre la grippe et la typhoïde et où la réaction agglutinante sera positive ce signe prendra la valeur d'une certitude.

Cependant cette réaction se trouve en défaut dans un certain nombre de circonstances.

Tout d'abord la réaction de Widal peut manquer pendant toute la durée d'une typhoïde. Les cas de fièvre typhoïde avec absence de séro-réaction sont certains ; mais ils sont excessivement rares, et, en raison de cette rareté même, ils ne diminuent pas sensiblement la valeur diagnostique du procédé.

C'est habituellement, on le sait, vers le septième ou le huitième jour que la réaction apparaît et il est exceptionnel qu'elle soit plus précoce.

On ne saurait donc compter sur elle pour différencier la grippe de la typhoïde avant la fin de la première semaine.

Par contre, on observe assez souvent des agglutinations retardées qui ne se montrent qu'au quinzième ou au dix-huitième jour de la maladie. Sa recherche, en pareil cas, perd une partie de sa valeur, mais ce sont des faits exceptionnels.

De nombreux travaux ont été faits ces dernières

années au sujet de la dilution du sérum et de la courbe
agglutinante chez les typhiques (Widal et Courmont).

On a étudié, de même, l'époque de la disparition du
pouvoir agglutinant du sérum qui reste habituellement
tardive ; nous n'insisterons pas sur tous ces détails non
plus que sur la technique à employer, qui est bien connue.

Nous signalerons seulement ce fait curieux qui semble
ressortir des récents travaux sur le sujet, que l'agglutination paraît plus faible dans les typhoïdes graves, et qu'elle
se fait mieux au contraire dans celles d'intensité moyenne.

Mais ces considérations générales ne sont pas modifiées
lorsqu'il s'agit d'une double infection grippale et éberthienne. L'agglutination se fait, dans ces cas, comme s'il
s'agissait d'une typhoïde isolée.

Cependant, quelques auteurs semblent disposés à
admettre qu'il apparaîtrait plus tardivement lorsque la
typhoïde se complique de grippe. Mais c'est là un point
qui nécessiterait de nouvelles recherches et qui ne semble
pas, jusqu'à présent, de nature à diminuer la valeur diagnostique considérable de la réaction de Widal.

5. ÉTUDE DE LA FIBRINE DU SANG.

La recherche de la fibrine est surtout la modalité suivant laquelle elle se présente dans le sang des typhiques.
Elle permettra souvent, dès le début, d'obtenir une
sérieuse présomption soit en faveur de celle-ci, soit en
faveur de la grippe.

On sait, en effet, que certaines maladies infectieuses

augmentent la quantité de fibrine du sang, tandis que d'autres la diminuent. C'est M. le Pr Hayem, qui, le premier, montra combien cette distinction était précieuse dans certains cas difficiles.

De même M. Marfan, après lui, obtint des résultats analogues chez des enfants.

Les conclusions auxquelles ces auteurs ont été conduits peuvent se schématiser très simplement de la façon suivante :

La fibrine augmente dans les pyrexies et dans les maladies inflammatoires ; elle diminue au contraire dans les toxémies.

Cette règle est applicable à la grippe et à la fièvre typhoïde.

Dans la grippe, comme d'ailleurs dans l'embarras gastrique, la méningite, la pneumonie, etc., on trouve à l'examen du sang un réseau fibrineux très développé. Dans la typhoïde, au contraire, comme d'ailleurs dans les pyrexies en général, le réseau fibrineux est à peine marqué, et peut même faire totalement défaut.

Ce diagnostic par la recherche de la fibrine est très simple et il a l'avantage de donner des résultats précoces à un moment où la réaction de Widal n'apparaît pas encore.

La technique en est très simple. On dispose sous une lamelle recouvrant l'hématimètre de Hayem une goutte de sang qui s'étale en couche mince. Cette goutte a été recueillie par piqûre du doigt, et disposée aussitôt sous la lamelle. Il suffit, au bout de quelques minutes, d'examiner avec un grossissement moyen la préparation pour voir entre les hématies disposées en amas ou en piles, se former un réseau fibrineux dont l'importance varie suivant les cas, comme il est dit plus haut.

Ce procédé donne des résultats assez exacts, mais il manque de sensibilité. Entre les cas où le réseau fibrineux est très épais, et ceux où il n'existe pas, il y a des cas intermédiaires sur lesquels il est difficile de se prononcer. En outre, la réaction de la fibrine est nulle ou peu sensible dans la tuberculose comme dans les pyrexies ou la typhoïde.

Elle pourra donc caractériser la grippe, mais ne la distinguera pas plus spécialement de la typhoïde que de la tuberculose.

C'est cependant un procédé de valeur, que l'on emploiera surtout en même temps que ceux dont nous avons déjà parlé.

6. Recherche de la leucocytose.

L'examen du sang est susceptible de donner encore des renseignements pour la recherche de la formule leucocytaire.

La leucocytose dans la fièvre typhoïde a donné lieu à de nombreux travaux et à beaucoup de discussions. Elle n'est pas encore parfaitement connue.

Sans entrer dans l'analyse de tous ces travaux, nous rappellerons l'opinion de M. Chantemesse et Paul Courmont généralement acceptée à l'heure actuelle, d'après laquelle l'hyperleucocytose est de règle dans la typhoïde. Le nombre des leucocytes augmenterait dès la première semaine jusqu'au milieu de la période d'état et redescendrait ensuite pendant une période plus ou moins longue de la convalescence. D'après ces auteurs, il se produirait surtout une polynucléose au début, et une lymphocytose ensuite. Peut-on en déduire quelques caractères différentiels avec ce qui se passe dans la grippe? Il est fort difficile de répondre à l'heure actuelle à cette question.

Dans la grippe, en effet, comme dans beaucoup de maladies inflammatoires à évolution rapide, on peut observer d'une manière inconstante une leucocytose portant principalement sur l'augmentation du nombre des polynucléaires. Nous avons vu que, dans le cours de la typhoïde, la formule leucocytaire se modifiait, mais à quel moment cela se produit-il, on l'ignore et ces recherches sont véritablement trop délicates et ont donné jusqu'ici des résultats trop dissemblables pour être utilisées dans la pratique.

Nous pensons donc, en résumé, que, si l'absence de leucocytose, d'ailleurs inconstante, peut être considérée comme un facteur de probabilité pour le diagnostic de la dothiénentérie, la recherche de ce signe restera toujours d'une valeur bien moindre que celle qui s'attache aux procédés d'investigation précédemment rapportés.

CHAPITRE V

PRONOSTIC

Le pronostic de la double infection grippale et éberthienne a donné lieu à de nombreuses discussions.

Une opinion admise, il y a peu de temps encore, résul-
tait des observations de Potain, que nous avons déjà
indiquées. Cet auteur, en effet, a pu rassembler une observation en 1881, une autre en 1889, et enfin six autres
publiées à la Société médicale des hôpitaux le 1er juin
1900.

Il parut résulter de ces observations, ce fait paradoxal
que la typhoïde évoluant à la suite d'une grippe serait
d'une bénignité remarquable.

Ce fait, fourni par la clinique, est en opposition avec
les lois générales de la pathologie, d'après lesquelles on
admet que les infections secondaires sont habituellement
virulentes.

Il semble bien, en effet, que la grippe, qui atteint d'emblée si profondément l'organisme dès qu'elle est de quelque intensité, doive au contraire mettre le malade en état
d'infériorité pour résister à l'invasion du bacille d'Eberth.
Cette invasion est, dans ce cas particulier, brusque, et

donne lieu à une hyperthermie initiale considérable et à
des réactions extrêmement vives, si bien que l'on peut se
demander, ainsi que nous l'avons fait au chapitre de la
Pathogénie, si le bacille de Pfeiffer et les autres associations microbiennes secondaires de la grippe ne joueraient
pas plutôt le rôle de microbes favorisants, vis-à-vis du
bacille d'Eberth.

Quoi qu'il en soit, chez les six malades de Potain, la
guérison fut rapide. De même, un malade de M. Ménétrier, atteint secondairement de typhoïde après quatorze
jours de grippe, guérit rapidement, et la seconde maladie
resta bénigne.

Rendu vit également deux enfants atteints successivement de grippe et de typhoïde et qui guérirent rapidement.

M. Siredey fit bien remarquer que la mort peut
cependant être le résultat de la double infection, et il en
rapporta un exemple. Mais ce malade était albuminurique.

Enfin M. Widal et Le Gendre rapportèrent également quelques cas de double infection, admettant que la
grippe favorise l'éclosion de la typhoïde, mais sans en
aggraver le pronostic (1).

Cependant, certains cas plus récemment observés
nous autorisent à penser qu'il ne doit pas en être toujours
ainsi ; déjà Sabatier (2) indiquait que, selon lui, le pronostic de l'infection typho-grippale devait être réservé
au même titre que celui de la typhoïde simple, moins
peut-être à cause de l'évolution de la maladie elle-même

---

(1) Voir *Société méd. des hôp.*, 1er juin 1900.
(2) SABATIER. *Thèse*, Paris, 1899.

que des accidents pulmonaires, cardiaques ou nerveux dont elle peut se compliquer.

Nos observations personnelles sont en parfaite harmonie avec cette manière de voir.

Dans un cas, nous avons vu la double maladie évoluer suivant une forme grave, avec hyperthermie, persistance et menace de collapsus cardiaque. Elle évolua pourtant vers la guérison, mais la convalescence fut retardée par des accidents névrotiques, par des inflammations périostiques, par des crises de pseudo-rhumatisme, qui en ont prolongé démesurément la durée, bien que ces accidents aient fini par guérir. Dans un autre cas, la typhoïde, développée secondairement à une grippe, prit des allures ataxo-adynamiques, se compliqua de crises de catalepsie et ne guérit qu'au prix d'une convalescence extrêmement longue.

Aussi nous conclurons en disant, que si l'infection typho-grippale peut rester bénigne, si elle guérit souvent, elle n'en expose pas moins le malade à des complications de toutes natures, et que le pronostic devra toujours en être extrêmement réservé.

CHAPITRE VI

TRAITEMENT

Nous n'étudierons pas, dans ce chapitre, les procédés thérapeutiques journellement employés dans la fièvre typhoïde, pas plus que les différentes méthodes qui ont successivement sollicité la faveur des médecins, depuis les méthodes les plus anciennes, jusqu'à la méthode de Brandt qui est aujourd'hui à peu près indiscutée.

Nous nous demanderons seulement quelles modifications l'association grippale peut imposer dans la conduite à tenir et quels changements il convient d'apporter aux règles thérapeutiques habituellement suivies.

Au début, le diagnostic de grippe étant seul posé, on est naturellement conduit à employer l'antipyrine, la phénacétine, le pyramidon, la quinine et tous les antithermiques qui ont d'habitude le meilleur effet sur l'influenza.

Mais il arrivera souvent, dans le cas qui nous occupe, que le malade en sera fort médiocrement soulagé.

Les antithermiques modifieront peu la fièvre, les narcotiques ne supprimeront pas l'insomnie.

Aussi nous pensons que si le moindre doute subsistait dans l'esprit du médecin au sujet du diagnostic, il conviendrait de n'user des médicaments précédents qu'avec une certaine réserve.

La typhoïde une fois déclarée, la balnéation froide doit être appliquée sans retard, mais on la surveillera très attentivement, et on n'abaissera pas la température des bains au-dessous de 24° ou 26°, surtout si le malade a présenté une grippe à forme broncho-pulmonaire.

La double infection typho-grippale ne modifie donc pas essentiellement la méthode de Brandt, mais elle nécessite un surcroît de précautions dans son application.

On surveillera, tout particulièrement, le système nerveux et le cœur, on se tiendra prêt à agir sur celui-ci, en cas de défaillance, par la spartéine et la strychnine, de préférence en injections sous-cutanées. On examinera également avec attention l'état du système respiratoire ; les bronches et les poumons, étant souvent atteints à la suite de la grippe dans la typhoïde.

Enfin on combattra, absolument comme dans une typhoïde normale, par les moyens usuels, les complications qui pourront survenir soit dans le cours de la maladie, soit pendant la convalescence, complications qui sont essentiellement variables selon les cas, et dont le traitement, ne présentant aucune particularité, ne nous attardera pas plus longtemps.

CHAPITRE VII

OBSERVATION I (1).

X..., 3o ans, bonne santé habituelle, sans antécédents héréditaires, ni personnels, fut atteinte de grippe, le 21 octobre 1902. Le début fut brusque, et caractérisé par une angine catarrhale avec trachéite. En même temps symptômes généraux, fièvre élevée, courbature.

Le 23 *octobre*, les mêmes symptômes s'aggravent. La céphalée est vive et la température, le soir, atteint 40°,8. Aucun symptôme intestinal. En même temps, la langue est porcelainée, l'anorexie est complète, il existe de la rachialgie. Mais il n'y a pas de diarrhée, la rate n'est pas grosse, la fosse iliaque droite est absolument indolore à la pression.

M. le Pr Hutinel, mandé en consultation, confirme le diagnostic de grippe infectieuse.

L'hyperthermie paraît pouvoir s'expliquer suffisamment par le tempérament nerveux de la malade.

Les jours suivants, l'état reste stationnaire.

Les mêmes symptômes persistent et la température oscille entre 39° et 40°,2 ou 3.

Dans la nuit du 27 au 28, le tableau clinique change

---

(1) Cette observation nous a été communiquée par le Dr POULAIN.

d'aspect; la température au matin est de 39°,8; il existe des épistaxis, des vomissements, une diarrhée jaune caractéristique. Le ventre est légèrement météorisé, la fosse iliaque droite douloureuse. On observe aussi, sur l'abdomen, deux ou trois taches rosées. Le pouls est à 120, la respiration à 48.

Le soir du même jour, la température atteint 41°,2, la typhoïde est manifeste et l'état grave.

A partir de ce moment, l'état se maintient stationnaire. Malgré les bains à 24° et 26° donnés aussitôt toutes les trois heures, la température se maintient entre 39°,5 le matin et 40°,4 le soir ne variant chaque jour que de 1/10 à 2/10 à la même heure. Dans cette période, le 30 au soir, l'état s'aggrave sensiblement. Le pouls devient mou et dépressible; il atteint 130. La température reste quinze heures consécutives au-dessus de 40°.

Heureusement, une injection sous-cutanée de 1 milligramme de strychnine associée à 0^{gr},05 de spartéine réussit à conjurer la menace de myocardite.

A partir du 5 *novembre,* la maladie entre dans la phase de décroissance. La malade est sensiblement amaigrie, moins toutefois qu'on pouvait le craindre, car elle a pu tolérer chaque jour de 3 à 5 litres de lait.

La défervescence se fait très lentement de 2 ou 3/10 seulement chaque jour, et la malade ne revient à la normale que le 15 novembre.

La convalescence qui suivit fut très longue.

Le 17 *décembre,* douleurs névralgiques dans la jambe gauche.

Le 1er *janvier* 1903, les douleurs s'étant exaspérées les jours précédents, on constate de l'atrophie musculaire du triceps crural. Réflexes conservés.

Sensibilité intacte. Cette crise de névrite dura jusqu'à la fin du mois de février 1903.

Vers le milieu du mois de mars, deux atteintes successives de conjonctivo-kératite phlycténulaire qui ont duré six semaines.

Au mois de juin dernier on constate l'existence d'une poussée de périostites, au maxillaire supérieur, au niveau du cubital droit, et au tiers inférieur du fémur gauche.

Le 10 *juin* ces périostites se compliquent d'une poussée aiguë d'arthrite rhumatismale de la hanche. Ces accidents sont rapidement guéris par le salicylate de soude et actuellement la malade semble entrer enfin dans la guérison définitive.

OBSERVATION II (Personnelle).

Françoise D..., 20 ans, infirmière, entrée le 27 août 1900, dans le service de M. Rendu, salle Monneret, lit n° 26.

Aucun antécédent héréditaire.

Bonne santé habituelle.

Pas de maladie fébrile antérieure.

Le 27 *août* 1900 à son entrée dans le service, la malade accuse depuis quelques jours des symptômes de grippe consistant en poussée fébrile, céphalée, catarrhe laryngo-bronchique, courbature musculaire.

Deux jours après, la maladie entre dans une phase nouvelle : fièvre élevée et continue, facies typhique, léger météorisme abdominal, gargouillement et douleur dans la fosse iliaque droite, céphalalgie, insomnie. Ces symptômes font porter le diagnostic de typhoïde, malgré l'absence de diarrhée et de taches lenticulaires.

Les jours suivants, état stationnaire, avec exagération des signes typhiques : taches rosées plus nombreuses, hypertrophie splénique, état de stupeur assez prononcé. Par contre, la céphalalgie diminue comme il est de règle en pareil cas.

Comme traitement, bains à 26° toutes les 4 heures.

29 *août*. — État stationnaire, la fièvre reste très élevée. La constipation persiste. Pouls à 80 mais bien frappé sans dicrotisme.

1er *septembre*. — Brusquement, crise nerveuse.

La malade d'habitude très calme est prise d'une agitation

extrême et l'on est obligé de la maintenir. En même temps, hallucinations délirantes et incohérence complète dans les idées. A cette phase d'excitation succède, après quelques minutes, une crise de larmes. A partir de ce moment, la malade tombe en catalepsie.

2 *septembre*. — État cataleptique très prononcé. La malade garde absolument la position qu'on lui fait prendre. Elle paraît étrangère au monde extérieur, les membres réagissent très peu à la douleur. Les réflexes lumineux sont conservés.

Les réflexes rotuliens sont très diminués, les réflexes plantaires sont normaux avec flexion des orteils. Il ne semble pas exciter de troubles de sensibilité. Étrangeté du regard. Crises de larmes alternant avec des crises de rire semblant indépendantes de la conscience.

Émission involontaire d'urine.

Constipation persistante.

Pas de raideur de la nuque.

Pas de signe de Kernig.

Contractures des maxillaires, la malade ne boit que très difficilement.

Taches rosées lenticulaires sur la paroi abdominale et sur le thorax.

Pouls : 100, bien frappé.

Rien aux poumons ni au cœur, mais température toujours très élevée.

3 *septembre*. — Même état cataleptique. En outre, on note une inégalité pupillaire et des crises d'excitation.

Température : 40°,4. Pouls : 120.

Raie méningitique abdominale, toujours sans raideur de la nuque.

Pendant les périodes d'excitation, la malade exécute une série de mouvements rythmiques se rapprochant de la reptation, les mouvements choréiformes sont cependant moins arrondis et de moins d'amplitude que dans la chorée vraie.

4 *septembre*. — Même état.

Agitation incessante avec mouvements choréiformes généralisés.

Pas d'albuminurie.

L'agitation excessive est telle que la malade se heurte à tout ce qui l'entoure. Malgré une surveillance incessante elle porte en de nombreux points du corps, surtout aux genoux et aux coudes, des ecchymoses d'ailleurs légères.

Hallucinations de l'ouïe et de la vue.

Séro-diagnostic positif au 1/5o. Pouls : 13o.

5 *septembre*. — Très légère amélioration. Les mouvements ont diminué d'amplitude.

Pouls : 120. Température : 4o°,8.

Plus d'inégalité pupillaire. Pas de signe de Kernig. Le soir température : 41°,4. Périodes d'accalmie plus longues, pendant lesquelles la malade a l'apparence d'une typhique adynamique.

6 *septembre*. — L'agitation a disparu. État général un peu meilleur, malade toujours adynamique, mais qui reprend connaissance par intervalles. Température le soir : 41°,4.

7 *septembre*. — État stationnaire.

8 *septembre*. — L'adynamie fait des progrès. Pouls : 13o.

9 *septembre*. — Aggravation, météorisme très marqué. Nombreuses taches rosées. Grosse hypertrophie splénique.

Pouls : 14o, mou, dépressible. Pas de souffle à l'auscultation du cœur, mais début de cyanose et menace de myocardite.

Traitement : injection de sérum, injection de 2 milligrammes de strychnine et de o^{gr},3o de caféine.

Enveloppements mouillés ; bains à 3o°.

Le soir dyspnée, respiration : 7o.

1o *septembre*. — État ataxo-adynamique persistant ; météorisme considérable. Pouls : 13o, mais mieux frappé.

12 *septembre*. — Même état, mais la température diminue, atteint à peine 39° le soir.

13 *septembre*. — L'état s'améliore, malgré un peu de délire, la nuit. La température baisse progressivement.

14 *septembre*. — Au matin, nous trouvons la malade très améliorée, la température est tombée à 37°,6, le pouls est à 96 bien frappé.

La malade est calme, a repris complètement connaissance. Urine normale, sans albumine. A partir de ce jour, la température reste au voisinage de la normale et la malade entre en convalescence.

SIX OBSERVATIONS DE POTAIN.

(*Soc. méd. des hôp.*, 8 juin 1900.)

OBS. I. — Cr..., quinze ans, garçon de laboratoire, entre à l'hôpital de la Charité, salle Bouillaud, n° 10, le 27 mars 1900. N'ayant jamais été malade, il éprouve depuis dix jours une fatigue inaccoutumée, de la courbature, des douleurs assez vives dans les membres, sans céphalalgie. Depuis quatre jours seulement il a un léger coryza avec enchifrènement ; le malaise général a augmenté progressivement et l'a forcé à abandonner ses occupations, il y a trois jours. La veille de l'entrée sont survenues une légère épistaxis et un peu de diarrhée.

Le lendemain de l'entrée, le malade est dans le décubitus dorsal avec prostration et stupeur très accentuées, répondant avec peine aux questions qu'on lui adresse. Il est encore un peu enchifrené.

Anorexie absolue, soif vive, lèvres sèches et croûteuses, dents fuligineuses ; langue saburrale rouge aux bords et à la pointe. Ventre ballonné, gargouillements de la fosse iliaque droite. Une tache rosée lenticulaire au niveau de la fosse iliaque gauche. Diarrhée depuis deux jours. Foie non tuméfié. Rate mesurant 11 cent. 1/2 dans son grand diamètre. Cœur et poumon à l'état normal. Urine contenant des traces d'albumine, d'uro-hématine et une notable quantité d'indican.

Pouls à 100, avec pression de 12 c. Hg, 42°,2 le soir.

Le 31 *mars*. L'état demeure sensiblement le même, la rate mesure 14 centimètres.

Le 1ᵉʳ *avril*. La rate mesure 15 centimètres. Le pouls est à 96 ; la température à 41 degrés le matin, à 40°,6 le soir.

Le 2 *avril*. Prostration assez profonde, stupeur manifeste, mais modérée. Langue rouge, sèche. Lèvres croûteuses. Ventre un peu ballonné ; quatre taches rosées. Sensibilité et gargouillement dans la fosse iliaque droite. Selles liquides et fétides. Foie normal. Respiration faible à la base des deux côtés.

Pouls à 92, légèrement dicrote ; 39°,8 le matin, 40°,6 le soir.

Le 3 *avril*. Taches rosées nombreuses. Rate 18 centimètres.

Pouls : 96 ; 40 degrés le matin, 38°,9 le soir.

Le 6, dix-huitième jour de la maladie, la température commence à décroître, 40°,2 le matin, 39 degrés le soir.

Le 7 *avril*, même état. Quelques ronchus sibilants aux deux bases.

Pouls à 92. Pression 10 c. Hg, 40°,4 le matin, 37°,6 le soir.

Le 8 *avril*. La rate mesure 13 centimètres. Pouls à 88. Pression 10 c. Hg, 39°,7 le matin, 38°,4 le soir.

Le 10 *avril*. La langue devient moins sèche ; la diarrhée diminue. La rate mesure 15 centimètres. Pouls à 84. Pression 8 cent. 1/2 ; 38°,8 le soir, 37°,4 le matin.

Le 15 *avril*, vingt-sixième jour de la maladie. La température qui a baissé progressivement est devenue normale. 36°,6 le matin, et 37°,4 le soir. Le pouls est à 56, la pression à 7 1/2. La diarrhée a cessé. Il n'y a plus de stupeur et le malade entre en convalescence. Celle-ci se poursuit sans encombre et le malade quitte l'hôpital entièrement guéri le 28 avril, trente-septième jour de la maladie.

Obs. II. — G..., trente ans, garçon de cuisine, entre à la Charité, salle Bouillaud, n° 12, le 4 avril 1900. Il eut il y a trois ans une grippe légère pour laquelle il fut soigné à l'Hôtel-Dieu ; jamais d'autre maladie. Douze jours avant son entrée à l'hôpital, se sentant fatigué et ayant perdu l'appétit, il se purgea. Depuis lors il conserva de la céphalalgie, de la diarrhée avec quelques vomissements alimentaires, une anorexie absolue et une faiblesse telle qu'elle l'obligea à garder le lit.

Le jour de l'entrée on constate ce qui suit :

Pâleur, décoloration des téguments ; langue humide sans enduit. Anorexie. Selles normales. Pas de ballonnement du ventre ; pas de douleur ni de gargouillement dans la fosse iliaque droite ; pas de taches rosées lenticulaires. Foie normal. Rate mesurant 13 cent. 1/2 dans son grand diamètre. Cœur normal ; respiration normale. Pression artérielle 12. Pouls à 100. Température, 39 degrés le matin, 39°,6 le soir, céphalalgie, courbature, peu de stupeur.

Le 7 *avril*, quinze jours après le début de la maladie, survient un peu de diarrhée.

Le pouls à 104, franchement dicrote, avec pression 10. Température, 38°,2 le matin, 39°,4 le soir.

Le 8 *avril* (seizième jour de la maladie). Le ventre se ballonne légèrement. La fosse iliaque droite ne présente encore pas de gargouillement, mais elle est un peu douloureuse à la pression et on trouve une tache rosée lenticulaire sur la fesse droite. Un peu de stupeur. La rate mesure 16 centimètres. Le pouls à 84, dicrote. La température à 38°,7 matin et soir.

Le 9 *avril*. — Léger gargouillement dans la fosse iliaque droite. Deux selles fétides, couleur d'ocre. Pouls à 96. Température, 38°,8 le matin, 40°,2 le soir.

Le 10 *avril*. — Le malade ayant eu la veille des frissons et un point de côté à droite, on constata dans le tiers inférieur de ce côté, en arrière, une diminution de sonorité avec affaiblissement du murmure vésiculaire et des vibrations thoraciques, sans souffle, ni râles, ni égophonie ; 38°,2 le matin, 39°,1 le soir.

Le 13 *avril* (vingt et unième jour de la maladie). — La

diarrhée a cessé. Il ne reste à la base du côté droit qu'une légère diminution de la sonorité. Le malade accuse une douleur vive dans le mollet droit, 38°,4 le matin, 39°,2 le soir.

Le 14 *avril*. — Douleur assez vive à la pression dans la région inguinale droite sur le trajet de l'artère fémorale et au niveau de la poplitée du même côté sans modifications appréciables des battements de ces artères non plus que de la pédieuse. Pouls à 108. Température, 38°,8 le matin, 38°,6 le soir.

Le 16 *avril*. — Douleurs vives dans le pied droit, léger œdème péri-malléolaire ; battements de la pédieuse nettement perceptibles. Pouls 72. Température, 38°,1 le matin, 38°,2 le soir.

Le 22 *avril*. — Depuis le 18 (vingt-sixième jour de la maladie), la température est arrivée à 37 degrés et oscille autour de ce chiffre. L'état général s'améliore ; la rate a repris des dimensions normales. Les douleurs de l'œdème périmalléolaire persistent. Les battements de la pédieuse droite sont notablement moins forts que ceux du côté opposé. On sent au-dessous de la région inguinale, à sa partie interne, un cordon dur, douloureux, sans battements, qui paraît être la fémorale profonde.

Le 24 *avril,* l'œdème périmalléolaire a disparu ; les battements de la pédieuse se sentent également à droite et à gauche ; ceux de la fémorale droite encore un peu plus faiblement que du côté opposé. Le cordon profond est moins douloureux et moins distinct.

Les jours suivants les signes d'artérite s'effacent et le malade sort complètement guéri le 27 avril, 35° jour de la maladie.

Obs. III. — V... (François), vingt-sept ans, valet de chambre, entre le 4 avril 1900, à la Charité, salle Bouillaud, n° 1. N'ayant précédemment jamais été malade, il a été pris le 18 mars dernier de frissons avec fièvres, céphalalgie interne, douleurs lombaires, courbature générale, énervement et élévation rapide de la température, qui dès le premier soir monte à 39°,4.

Les jours suivants, les mêmes malaises persistent ; la température oscille entre 38 et 39 degrés et il s'y ajoute un peu de diarrhée.

Le 28 *mars* (11ᵉ jour de la maladie), le séro-diagnostic, fait à la demande du Dʳ Brochin qui soignait le malade, est absolument négatif. La température prise régulièrement s'abaisse peu à peu, oscillant entre 37°,4 le matin et 38°,4 le soir. La céphalalgie, la prostration, l'anorexie persistent.

Le soir du jour où le malade entre à l'hôpital, la température s'élève à 39°,6. Le lendemain le malade offre un peu de prostration et de stupeur. L'appétit est nul, la soif assez vive, la langue saburrale, rouge aux bords et à la pointe. Un peu de diarrhée fétide. Ventre un peu ballonné ; gargouillement dans la fosse iliaque droite sans sensibilité notable. Une tache rosée lenticulaire sur la paroi abdominale. Foie normal. Rate, 17 centimètres dans son grand diamètre.

Au niveau de la fosse sus-épineuse et de la moitié supérieure de la fosse sous-épineuse du côté droit, diminution de la sonorité et du murmure vésiculaire, avec affaiblissement des vibrations thoraciques pour la main et pour l'oreille. — Cœur à l'état normal. Pouls à 108 avec pression de 8 c. Hg. Un peu d'albumine et d'indican dans l'urine. Ce jour-là la température est de 39°,2 le matin et 39°,5 le soir.

Le 7 *avril*. — L'état est sensiblement le même, on voit deux taches rosées sur le ventre. Les signes de congestion pulmonaire constatés la veille ont en grande partie disparu. Le pouls est à 92, la pression de 7 c. Hg.; 38 degrés le matin, 39°,6 le soir.

Le 9 *avril*. — Une selle liquide. Tache rosée persistante. Rate 16. — Pouls 80. 37°,8-38°,2.

Le 12 *avril*. — Même état général, persistance de la diarrhée. Rate 13. Pouls à 84, avec pression de 7 centimètres et demi.

Le 15 *avril* (24ᵉ jour de la maladie), la diarrhée cesse. Pouls à 72 ; pression 8 centimètres.

A dater de ce jour, le malade entre en convalescence. Il quitte l'hôpital, complètement rétabli, le 3o avril, 44° jour de la maladie.

Obs. IV. — C... (Marie), vingt-neuf ans, cuisinière, née dans le Morbihan, entre le 28 mars 1900 à l'hôpital de la Charité, salle Piorry, n° 16. Elle est réglée depuis l'âge de quinze ans, mais ses règles ont cessé de paraître depuis deux mois.

En 1897, elle a passé quelques jours à l'hôpital pour s'y faire soigner de violents maux de tête, accompagnés de douleurs dans les membres. En octobre 1899, elle a été atteinte d'une grippe pour laquelle elle fit un séjour d'un mois à l'hôpital.

Six semaines avant son entrée dans le service, nouvelle atteinte de grippe, caractérisée par une sensation de fatigue, de courbature générale, de brisement des membres, des douleurs lombaires et une céphalalgie frontale intense, avec fièvre et perte complète de l'appétit. Cette maladie dura trois semaines et la maintint une dizaine de jours au lit. Après quoi elle put reprendre ses occupations pendant une semaine.

Il y a environ dix jours, elle a de nouveau perdu l'appétit, le mal de tête a reparu moins intense que la première fois, en même temps que les douleurs lombaires et abdominales et la sensation de brisement des membres, avec soif vive et quelques frissons, surtout le soir.

Le jour de son entrée, la malade est abattue, prostrée, avec un léger degré de stupeur. La langue est saburrale, rouge aux bords et à la pointe. L'anorexie est complète, la diarrhée fétide, l'abdomen un peu ballonné, légèrement douloureux au niveau de la fosse iliaque droite. Il existe trois taches rosées lenticulaires sur la paroi abdominale. Le pouls est normal. La rate mesure 15 centimètres et demi dans son grand diamètre. Il existe quelques râles sibilants disséminés aux deux bases. Le pouls est à 100 avec une pression de 12 c. 1/2 Hg ; 38°,4 le matin, 38°,6 le soir ; des traces d'albumine dans l'urine.

Les jours suivants, les symptômes s'atténuent rapidement, la température s'abaisse par échelons, elle arrive à 37 degrés le 1ᵉʳ avril, quinzième jour de la maladie ; puis, du dix-huitième au vingt-quatrième, elle subit une légère recrudescence, après quoi l'apyrexie se trouve définitive. Elle peut s'alimenter et, complètement rétablie, elle part en convalescence le 28 avril, quarantième jour de la maladie.

Obs. V. — Berthe, trente-six ans, cartonnière, née à Paris, entre le 15 *mars* 1900 à la Charité, salle Piorry, n° 15. N'ayant subi d'autre maladie que la rougeole à vingt-deux ans, elle a eu deux enfants actuellement bien portants et est enceinte de six mois.

Trois semaines avant son entrée, elle a été prise brusquement de courbature, de douleurs dans les membres, de céphalalgie, de douleurs rétro-oculaires, de vertiges, avec fièvre, inappétence, constipation, vomissements bilieux, enchifrènement et toux. Ces accidents ayant persisté depuis, on la trouve le jour de l'entrée à l'hôpital dans l'état suivant :

Abattement, prostration sans stupeur notable ; douleur dans les membres inférieurs, rachialgie, douleurs lombaires. Toux persistante, mais peu fréquente ; crachats de mauvais goût. Anorexie, soif assez vive, langue saburrale, ventre ballonné.

La pression au niveau de la fosse iliaque droite provoque de la douleur, mais peu de gargouillement. Le foie déborde les fausses côtes d'un travers de doigt. Rate mesurant 13 centimètres dans son grand diamètre. Pouls à 100. Pression 15 c. Hg ; 39° le matin, 39°,7 le soir.

Le 18 *mars,* vingt-quatrième jour environ à partir du début de la maladie, on constate une tache rosée lenticulaire sur la paroi abdominale. Pouls à 100, 38°,2 le matin, 38°,4 le soir.

Le 23 *mars* (vingt-neuvième jour). La toux a cessé, mais on constate une grande prostration des forces avec un léger état de stupeur. Langue saburrale, ventre un peu ballonné, gargouillement dans la fosse iliaque droite, un peu de diarrhée. Une tache rosée nouvelle. Rate, 17 centimètres ; Pouls à 84. Pression 10 c. Hg ; 39°,4 le matin, 38°,6 le soir.

Le 24 *mars* (trentième jour). De nouvelles taches apparaissent sur le ventre.

Le séro-diagnostic fait ce jour-là est nettement positif. La défervescence, commencée depuis le vingt-quatrième jour, est complète et définitive. La température est le matin à 36°,3, le soir à 36°,5.

Le 26 *mars*, la rate n'a plus que 14 cent. 1/2. Le pouls est à 84. Il n'y a plus trace de stupeur, mais toujours de l'insomnie.

Le 30 *mars*. — Le sommeil et l'appétit sont revenus, la malade se trouve bien. La rate mesure 11 centimètres et demi.

A partir de ce jour, la convalescence continue très régulièrement jusqu'au 22 avril, où elle est interrompue pendant le jour par un léger mouvement fébrile, accompagnant une congestion très modérée de la base des deux poumons.

La malade, maintenue à l'hôpital plutôt à cause de sa grossesse que de sa convalescence, quitte le service entièrement rétablie le 14 mai.

Obs. VI. — C... (Rose), dix-neuf ans, repasseuse, entre le 21 mars 1900 à la Charité, salle Piorry, n° 29. Ayant toujours été bien portante et bien réglée depuis l'âge de treize ans, elle fut prise il y a un mois d'une fatigue inaccoutumée avec frisson, fièvre, anorexie, céphalalgie frontale vive, sans coryza, ni mal de gorge, ni rhume. Il y a huit jours, la fièvre augmenta, la céphalalgie devint plus intense, la courbature plus pénible, et elle fut obligée de s'aliter. A la suite d'un purgatif, elle eut des vomissements bilieux qui persistent encore. Depuis deux jours est survenue une diarrhée fréquente.

Le lendemain de son entrée on la trouve très prostrée et dans un état de stupeur manifeste. Elle n'a pas dormi, a passé la nuit dans un état d'agitation constante. Sa soif est vive, l'anorexie absolue, la langue saburrale, sèche, rouge sur les bords et à la pointe, les lèvres tremblantes ; les amygdales et les piliers fort rouges. Le ventre ballonné présente trois taches rosées lenticulaires fort distinctes. Il n'y a ni gargouillement ni douleur à la pression dans la fosse iliaque droite. Le foie est un peu gros, la rate a 16 centimètres dans son grand diamètre. Poumon et cœur dans l'état normal. Urine notablement albumineuse. Pouls à 120, pression 17 c. c. Hg ; 38°,8 le matin, 38°,7 le soir.

Le 26 *mars*. L'insomnie et l'agitation nocturne ont persisté ; mais la stupeur est moindre. Quelques taches rosées sont toujours visibles sur le ventre. La diarrhée a diminué. La rate mesure toujours 16 centimètres. L'urine ne contient plus que des traces d'albumine. Le pouls est à 112, la pression 15 centimètres, 37°,4 le matin, 38°,1 le soir.

Le 2 *avril* (vingtième jour de la maladie actuelle), la défervescence, qui s'est opérée régulièrement par échelons, est complète ; 36°,9 le matin, 37°,2 le soir. Il n'y a plus ni prostration ni stupeur. L'apyrexie persiste les jours suivants.

Le 6 *avril*, la température s'élève de nouveau. Elle est à 38°,4 le soir. La malade a ressenti quelques frissonnements sans autre malaise. On ne trouve d'aucun côté le moindre indice de complication.

Le 29 *avril* (quatrième jour de cette recrudescence fébrile), on trouve plusieurs taches rosées lenticulaires sur la paroi abdominale. La rate mesure 15 centimètres. La température oscille entre 38°,4 le matin et 39°,4 le soir.

Le 11 *avril*. L'état demeure stationnaire. La rate ne mesure plus que 13 centimètres. La température commence à s'abaisser. Il n'y a plus que 38°,6 le soir.

Le 14 *avril*, avec d'assez grandes oscillations journalières, la moyenne des températures continue de s'abaisser. Mais on trouve de très nombreuses taches rosées sur le ventre.

Le 17 *avril* (douzième jour de cette réitération de la maladie), la défervescence est complète : 36°,7 le matin, 37°,1 le soir.

A partir de ce jour la convalescence est définitivement établie, et la malade, entièrement remise, sort le 13 mai, quatre-vingts jours après le début de la maladie.

CONCLUSIONS

I. La grippe et la fièvre typhoïde peuvent se rencontrer simultanément chez le même malade. Tantôt la grippe précède la dothiénentérie, tantôt elle se développe dans le cours de cette affection ; mais, le plus souvent, les deux infections sont simultanées.

II. La grippe semble favoriser le développement du bacille d'Eberth. Le bacille de Pfeiffer paraît jouer le rôle de microbe favorisant vis-à-vis de celui de la typhoïde.

III. L'infection typho-grippale se rencontre à tous les âges. Elle paraît plus fréquente dans les saisons où l'influenza se produit plus habituellement.

IV. La grippe semble prolonger la durée d'incubation de la fièvre typhoïde, et ce sont les symptômes typhiques qui apparaissent les derniers.

V. Le diagnostic de l'infection mixte est particulièrement difficile. On devra d'abord différencier une grippe pseudo-typhoïde d'une dothiénentérie pseudo-grippale et de la double infection typho-grippale.

On devra distinguer également des infections para-typhoïdes.

VI. Le diagnostic différentiel est d'une très grande difficulté surtout au début. On s'entourera pour l'établir de tous les procédés utilisables, parmi lesquels l'étude des urines, du sang, la recherche des bacilles, et surtout le séro-diagnostic de Widal.

VII. Le pronostic de l'infection typho-grippale, considéré autrefois comme particulièrement bénin, devra cependant être réservé en raison des complications toujours possibles.

VIII. Le traitement sera celui de la dothiénentérie en général, en surveillant avec une attention toute particulière l'état du cœur, de l'appareil respiratoire et du système nerveux.

BIBLIOGRAPHIE

Anders (J.-M.). — Typhoid fever as a complication and a sequel of influenza. *Med. News.* N.-Y., 1896.

Blacklery (J.-G.). — Influenza co-existing vrith typhoid fever Mouth. *Homœop. Rev.* Lond., 1900.

Bojasinski (M.). — Influenza, typhoid, aute glanders or general acute miliary tuberculosis. *Medycyna - Warszawa*, 1892.

Da Costa (J.-M.). — Cases of influenza simulating typhoid fever and cerebro splinal meningitis. *Univ. M. Mag.* Phila, 1893.

Delezenne (C.). — Étude clinique de la grippe à forme typhoïde. *Revue de méd.* Paris, 1892.

Divaris (P.-H.). — La grippe (forme typhoïde). Paris, Jouve, 1898.

Dona (J.). — Asupra umit caz de gripà ac forma tifo-exautematica. *Spitalul.* Bucurescie, 1901.

Faucher (L.-J.). — Étude clinique sur le diagnostic différentiel des diverses formes de la grippe. Lille, 1899.

Ferraud (A.). — La constitution médicale grippale et la fièvre typhoïde. *Journal de méd. int.* Paris, 1899.

Gasparini (G.-B.). — La forma tifoide dell' influenza. *Gazz. med. lomb.* Milano, 1898.

Gutierrez (M.). — Grippe abdominal (forma tifica), historia

clinica y reflexiones acerca de la misma. *Med. mil. españ.* Madrid, 1892.

Holodeznikoff (V.-P.). — On the differential diagnosis of influenza, relapsing fever, and typhoid fever and on the peculiarities of the epidemie of 1895, in the local hospital of Novgorod. *Voyenno. med. J.* Saint-Pétersbourg, 1895.

Huguenin (Paul). — Grippe, fièvre typhoïde et tuberculose. *Concours méd.* Paris, 1903.

Jasievvicz (J.). — La grippe et les maladies infectieuses. *Bull. Soc. de méd. prat. de Paris,* 1890.

Justi. — Influenza oder abdominal typhus. *Deutsche med. Wochenschr.* Leipz. u. Berlin, 1890.

Lemoine (G.). — De la grippe à forme typhoïde. *Bull. méd. du Nord.* Lille, 1892.

Michel (E.). — Formes cliniques de la grippe abdominale chez l'enfant. *Gaz. des mal. infant.,* etc. Paris, 1901.

Monié (G.). — Un cas de grippe à forme typhoïde avec taches rosées lenticulaires ; autopsie. *Bull. méd.* Paris, 1901.

Pétroff. — Case of influenza simulating typhus fever. *Med. pribav. th. morsth. sbornithu.* Saint-Pétersbourg, 1901.

Potain. — Six cas de fièvre typhoïde consécutive à la grippe. *Bull. et Mém. Soc. méd. des hôp. de Paris,* 1900.

Potter (J.-C.). — Enteric fever commencing with and complicated by an attach of influenza. *Brit. med. Journ.* London, 1901.

Ripperger (A.). — Influenza und ihre Beziehungen zu Typhus und auderen epidemischen Infectionskrankheiten. *München med. Wochenschr.,* 1893.

Roskam. — Des formes abdominales de la grippe. *Ann. Soc. méd. chir. de Liège,* 1898.

Rousseau-Saint-Philippe. — De la grippe gastro-intestinale des enfants et des jeunes sujets. *Journal de méd. de Bordeaux,* 1902.

Saint-Ange (L.). — Grippe et fièvre typhoïde (Infection typho-grippale). *Arch. méd. de Toulouse,* 1895.

Sabatier (J.). — Contribution à l'étude des rapports de la grippe et de la fièvre typhoïde. Paris, 1899.

Saurel (R.). — De la grippe à forme typhoïde (étude clinique, diagnostic). Montpellier, 1900.

Simon (R.-M.). — Cases of influenza with severe abdominal pain and collapse. *Brit. med. Journ.* London, 1891.

Staicescu. — Gripa simulind febra tifoida. *Presa med. rom*. Bucurescu, 1901.

Véron (L.). — Associations cliniques de la grippe et de la fièvre typhoïde. *Arch. de méd. et pharm. mil.* Paris, 1899.

Vergely (P.). — Observation de grippe à forme typhoïde. *Journ. de méd. de Bordeaux,* 1902.

Wechler (T.). — Contribucion à la casuistica de la grippe abdominal (From : *Semana med.* Buenos-Aires). *Gac. med. de Granada,* 1899.

Wörner. — Eine locale epidemie von Influenza typhosa. *München med. Wochenschr.,* 1894.

Zaeslin (T.). — Sull' influenza a forma abdominale. *Bull. d. r. Accad. med. di Genova,* 1900.

—   Grippe à forme typhoïde, compliquée d'hémorragie. *Indépend. méd.* Paris, 1896.